THÉRAPEUTIQUE CHIRURGICALE.

DE LA

DÉSARTICULATION DE LA HANCHE

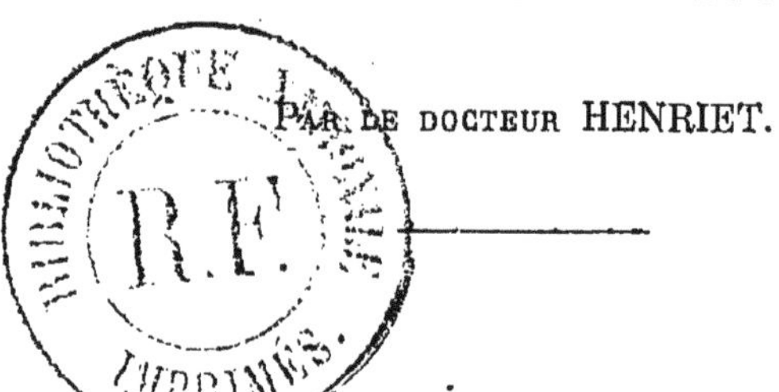

PAR LE DOCTEUR HENRIET.

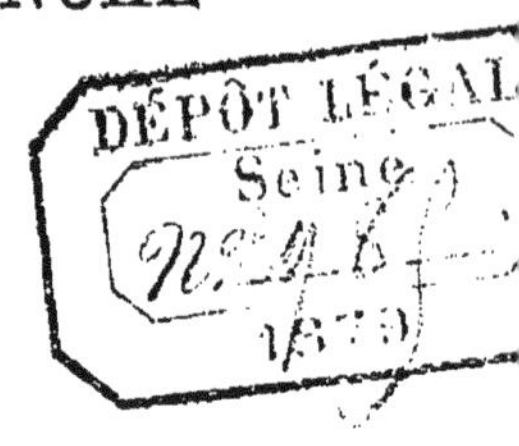

Dans le numéro du 24 février dernier, nous avons publié, à propos de la désarticulation de la hanche, le commencement d'un article ayant pour but de mettre nos lecteurs au courant des travaux accomplis sur cette question à la Société de chirurgie. Nous avions alors l'intention de donner immédiatement la fin de cet article, dans le numéro qui devait suivre. Mais depuis cette époque, cette même question, au point de vue opératoire, a été reprise au sein de la Société de chirurgie. Une communication de M. le docteur Farabeuf, dans la séance du 6 mars, a éclairé d'une vive lumière certains points importants de cette pratique. Et ces nouvelles données ont eu pour résultat d'imposer à notre compte rendu primitif des modifications si profondes, que nous avons dû reprendre la question à son origine.

Nous disions, dans l'article auquel nous faisons allusion, qu'il existait trois méthodes principales de désarticulation de la hanche : la méthode à lambeau antérieur, la méthode à lambeaux latéraux, et la méthode ovalaire. Il résulte des recherches

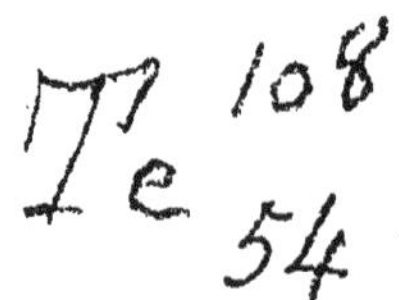

historiques auxquelles s'est livré M. Farabeuf, et qu'il a exposées avec une lucidité remarquable, que les procédés appliqués à cette opération ont été bien plus variés et bien plus complexes. Cette histoire de la désarticulation de la hanche n'est pas sans intérêt.

On y suit les fluctuations du progrès chirurgical ; on est surpris d'y rencontrer, même à des époques relativement lointaines, la trace de modifications ingénieuses qu'on croyait d'origine contemporaine. Nous suivrons M. Farabeuf dans cette curieuse revue ; nous résumerons à grands traits, le plus fidèlement possible, l'exposition remarquable qu'il a faite devant la Société de chirurgie ; puis, recherchant avec lui quelles sont les principales indications qui s'imposent, dans le choix du procédé, nous exposerons celui qui paraît les remplir le mieux. Nous verrons alors comment la théorie et la pratique se sont rencontrées sur le même chemin, comme cela sera toujours d'ailleurs, toutes les fois qu'il s'agira d'un progrès scientifique.

On peut dire que la désarticulation coxo-fémorale a eu l'honneur de tous les procédés imaginables ou imaginés dans la fertile pratique de la médecine opératoire. Méthodes à lambeau unique, antérieur ou postérieur, interne ou externe, méthodes à deux lambeaux, méthodes ovalaire, elliptique, circulaire, raquettes..., ont été tour à tour employées et rejetées; et il serait certes difficile d'en inventer de nouvelles.

Les procédés à lambeaux paraissent avoir été les premiers en date; et parmi ceux-ci, les procédés à lambeau unique, Vers 1739, c'est-à-dire dans la première moitié du XVIIIe siècle, Puthod, inspiré par son maître Morand, proposa la méthode à lambeau postérieur. Il semble d'ailleurs qu'il ait saisi avec un sens vraiment chirurgical, quelques-unes des importantes indications que nous verrons formulées par les chirurgiens contemporains.

Il liait d'abord l'artère fémorale; puis, le malade étant couché sur le côté, il attaquait la fesse, par une incision demi-circulaire, n'intéressant que la peau, taillait et relevait un grand lambeau en désinsérant les muscles pelvi-trochantériens, ouvrait ensuite l'articulation, et luxant la tête fémorale en arrière, terminait l'opération par la section des parties molles antérieures. Vers la même époque, un autre élève de Morand, Wohler, venu d'Allemagne pour étudier la chirurgie à Paris, suivait la même méthode, avec quelques modifications sans importance.

En 1827, Bryce, cité par Gunther, opère avec succès une désarticulation de la hanche par la méthode à lambeau postérieur. Il fait d'abord une longue et profonde incision parallèle et sous-jacente à l'arcade crurale, lie l'artère ainsi coupée, ouvre la capsule, par sa face antérieure, passe derrière la tête fémorale, et ressort à plein tranchant, en taillant son lambeau postérieur, de dedans en dehors.

Nous ne parlerons que pour mémoire de la méthode à lambeau externe. Dans un cas, qui est peut-être le seul probant, Jâger la mit à exécution; c'était dans les conditions suivantes : ayant pratiqué une amputation de cuisse à lambeau externe, il reconnut que l'os était malade plus haut, et séance tenante, il fendit verticalement la face antérieure du moignon, et extirpa le manche osseux restant. Cependant c'est encore un lambeau externe que fit représenter Soupart dans son ouvrage sur la méthode elliptique.

Le lambeau interne déjà étudié par Moublet en 1759, eut un peu plus de vogue. Delpech en 1828, Blasius en 1839 mirent ce procédé à exécution le premier sur le vivant, le second sur le cadavre; ils furent imités par Cherubini, Francke et quelques autres. Delpech et Blasius conseillaient la ligature préalable de l'artère fémorale. Mais le lambeau interne devait être très-long : Delpech le faisait descendre jusqu'au 1/3 inférieur de la cuisse. Dans plusieurs cas, il paraît avoir été atteint de gangrène. Peu à peu on apporta dans sa confection des modifications plus ou moins radicales qui le transformèrent; on taillait un lambeau interne et postérieur, ou bien on traçait une véritable incision losangique : le lambeau purement interne fut sans doute exceptionnel.

Nous avons hâte d'arriver à l'étude d'un procédé bien plus connu, plus chirurgical peut-être, et qui fut aussi plus durable : c'est le procédé à lambeau antérieur. Le premier qui l'ait proposé paraît être Plantade, vers 1805. Sans doute, les chirurgiens, bien avant cette époque, avaient songé à utiliser, pour recouvrir le moignon, les chairs antérieures. Mais, au dire de Vidal, ils craignaient la gangrène de ce lambeau, après la ligature de l'artère principale. Plantade traçait son lambeau de la manière suivante : il pratiquait trois incisions, deux latérales et une troisième horizontale, de façon à obtenir un lambeau rectangulaire. Celui-ci étant ensuite détaché des os et relevé, l'opérateur attaquait l'articulation par sa partie antérieure, et sortant en coupant les chairs en arrière, de la profondeur vers la superficie, il taillait ainsi un petit lambeau postérieur : nous verrons plus loin qu'il en a été de même pour presque tous les procédés à lambeau antérieur. Ashmead opérait à peu près de la même façon, avec cette différence qu'il arrondissait les angles de ses incisions, obtenant ainsi un lambeau en demi-lune, au lieu du lambeau rectangulaire de Plantade. Ces deux chirurgiens pratiquaient d'ailleurs la taille du lambeau principal de dehors en dedans, c'est-à-dire de la superficie vers la profondeur. Baudens, après eux, en 1836, procéda, au contraire, de dedans en dehors, précédant ainsi Manec, dans la méthode par transfixion. L'artère était comprimée ; le lambeau une fois taillé et relevé, le chirurgien désarticulait, luxait en avant et coupait les chairs en sortant, prenant la précaution de creuser en arrière, pour raccourcir un peu dans ce sens les muscles, à son avis toujours trop longs. L'artère était liée en dernier lieu. Comme on peut facilement le comprendre, c'était une méthode surtout expéditive, et qui convenait peut-être, à ce titre, à la pratique des champs de bataille. Baudens enseigna son procédé en 1826 ; Manec le mit à exécution, sans grandes modifications, et le fit entrer définitivement dans la pratique. J. Roux l'adopte et le régularise, en conseillant de sectionner et de disséquer un peu la peau, avant de procéder à la transfixion. A l'imitation de Lalouette, Lenoir attaquait l'articulation par derrière et taillait en sortant un lambeau antéro-interne. Dupuytren arrivait au même résultat en taillant d'abord le lambeau de dehors en dedans. Chose remarquable, tous ces chirurgiens, sans doute préoccupés d'aller vite, ont abandonné la pratique de la ligature préalable, et mis en usage la compression mécanique ou digitale du vaisseau principal. Jusqu'en ces derniers temps, la méthode à lambeau antérieur ou antéro-interne est restée dans la pratique courante ; elle occupe, dans les livres de médecine opératoire, la place principale ; et la plupart des chirurgiens qui l'ont adoptée, n'ont songé à la modifier ni dans ses imperfections ni dans sa routine. La méthode à lambeau antérieur a été véritablement celle des chirurgiens expéditifs et brillants du milieu de ce siècle : elle est devenue classique avec eux, et nous a été transmise par leurs élèves. Elle a déjà perdu à juste titre, croyons-nous, bien du prestige sur le terrain clinique, et tend à être reléguée dans les amphithéâtres d'étude.

Nous arrivons à l'étude des méthodes à deux lambeaux. Elles ont aussi une assez vieille origine. Alexandre Blandin, chirurgien des armées, pendant les guerres de la Révolution et du 1er Empire, pratiqua plusieurs désarticulations de cuisse en entaillant deux lambeaux latéraux de bas en haut.

Il liait l'artère fémorale dans sa première incision. C'est sans doute cette méthode que Larrey trouva en usage dans l'armée ; lui-même la mit en pratique dans plusieurs circonstances, et l'ayant modifiée, la vulgarisa. Après Kerst, Hammich et Syme, Lisfranc adopte également cette méthode : mais il la soumet aux tours expéditifs de son époque, et procède par transfixion, taillant ainsi d'abord son lambeau externe, puis l'interne ; et au moment où il accomplit ce dernier temps, faisant enfoncer dans la plaie antérieure les doigts d'un aide, pour saisir et comprimer l'artère. La commissure antérieure des lambeaux remontait plus haut que la postérieure; la désarticulation n'était exécutée qu'après leur taille. Unger, vers 1833, liait d'abord l'artère, sous l'arcade, taillait ensuite par transfixion son lambeau externe, le relevait, désarticulait, et taillait en sortant le lambeau interne.

La méthode à deux lambeaux, antérieur et postérieur, est de date plus récente. Elle fut peut-être préparée par la méthode à lambeau antérieur, dans l'exécution de laquelle les chirurgiens ne peuvent guère se dispenser de tailler en arrière un petit lambeau. Béclard, qui est cité par Velpeau comme ayant exécuté la méthode à double lambeau, arrivait en définitive à peu près au même résultat que Plantade : il taillait un lambeau antérieur par transfixion, désarticulait, et sortait en coupant les chairs en arrière au même niveau : il serait certes difficile de faire autrement. Sanson et Bégin méritent à plus juste titre d'être cités comme ayant exécuté la méthode à deux lambeaux ; ils recommandaient d'ailleurs de les faire petits : « De longs lambeaux, dit Bégin, sont embarrassants, inutiles et dangereux. » Dans un premier temps, ils dessinaient le lambeau antérieur, disséquaient la peau pour la relever, liaient l'artère et coupaient de même les téguments en arrière. Dans un deuxième temps, ils coupaient les chairs et ouvraient la jointure. Cette méthode à deux lambeaux ne paraît pas avoir joui d'une grande faveur. Elle était à peu près abandonnée sans doute, lorsqu'un éminent maître en chirurgie, M. le professeur M. Duval, de Brest, la remit en honneurs et la fitsienne par les importants perfectionnement, qu'il lui apporta. Le procédé de désarticulation de la hanche, que ce chirurgien a enseigné à tous ses élèves de l'Ecole de Brest, a été publié l'an dernier dans les colonnes de notre journal : nous y renvoyons nos lecteurs. Quant à sa valeur, nous aurons à la juger plus loin.

Nous passons maintenant à l'étude des méthodes ovalaires. Il ne nous appartient pas de montrer ici quelle est l'origine de ces méthodes. C'est un sujet intéressant d'études, que de rechercher comment les procédés se succèdent, se modifient et se transforment par une série d'évolutions progressives. On pourrait ainsi montrer, quelque. profondes que soient leurs différences, quel lien de parenté relie une méthode à lambeau avec une méthode ovalaire, l'ovalaire à l'elliptique et l'elliptique à la circulaire. Mais ce travail généalogique nous entraînerait trop loin de notre sujet. Dans les incisions ovalaires externes, les muscles et téguments de la partie interne de la racine de la cuisse sont conservés presque sous forme de lambeau interne : ce sont cependant des ovalaires ; car les chairs antérieures sont appliquées aux chairs postérieures dans le but d'obtenir une cicatrice transversale. Kerr, et Cornuau surtout, tracèrent des ovalaires qui étaient presque des lambeaux internes ; Gunther range parmi les procédés à lambeau interne un procédé qui constitue une pure ovalaire. Il contourne le grand trochanter par une incision en fer à cheval, désarticule en forçant l'adduction (comme pour une résection), passe le couteau en dedans de la tête fémorale, et l'artère étant alors saisie par un aide, il sort en coupant les chairs, six pouces au-dessous de l'article. Langenbeck, le père, Scoutetten en 1827, Guthrie, Velpeau adoptent également le procédé ovalaire, externe ou antéro-externe, plus ou moins modifié.

Le 7 juin 1841, à l'hôpital de Brest, Foullioy, médecin de la marine, dans un cas d'ostéosarcome, pratique l'opération suivante : dans un premier temps, il lie l'artère fémorale primitive ; dans un deuxième temps, après avoir descendu une nouvelle incision verticale sur la face externe du grand trochanter, il tranche les tissus en arrière, obliquement, en suivant le pli fessier, jusqu'à quatre travers de doigt au-dessous de l'ischion ; dans un troisième temps, il coupe les chairs obliquement en avant, par une incision oblique, et symétrique à la postérieure. C'était une ovalaire, plus l'incision verticale qui la transformait en raquette. Nous allons suivre bientôt la fortune de ce procédé. Disons tout de suite que Malgaigne l'adopta d'abord, pour y renoncer ensuite.

Avant de continuer l'histoire de la raquette, nous allons résumer rapidement l'étude des procédés circulaires et de ceux qui en dérivent. Alanson, au siècle dernier, enseignait l'application de sa méthode circulaire à la désarticulation de la hanche. Il coupait circulairement la racine du membre à quatre travers de doigt au-dessous du ligament de Poupart. Liant alors les vaisseaux, il contournait l'extrémité de l'os, d'un tour de pointe, de gauche à droite, au ras du squelette, et énucléait ainsi la tête fémorale. M. Farabeuf a ingénieusement comparé ce procédé d'énucléation à celui de Gilliatt faisant sauter l'œil de la pieuvre d'un seul coup de pointe de son couteau. Sanson, Cornuau, Graefe exécutèrent aussi la méthode circulaire. Avec B. Bell, nous voyons la circulaire se transformer : ce chirurgien, après avoir exécuté la coupe circulaire, fait tomber sur l'incision, en avant et en arrière, deux fentes longitudinales, qui transforment ainsi la circulaire en deux larges lambeaux latéraux carrés. Il prend soin ensuite de relever ces lambeaux en rasant les os de très-près, désossant le moignon, pour ainsi dire. Dans un cas où il opérait sur un moignon de cuisse non cicatrisé, Roser fendit les tissus en dehors et en dedans, par deux incisions verticales, et n'eut plus ensuite qu'à extraire l'extrémité osseuse. Nous voyons, dans ces deux exemples, la circulaire modifiée se transformer en méthode à lambeaux. Avec Ravaton 1768, Veitch 1807, Lacauchie 1841, Esmarch, etc., nous la voyons se transformer en raquette, Ravaton eut surtout le mérite d'indiquer avec précision la nécessité de raser, ou pour mieux dire, de râcler l'os. Tous les autres chirurgiens, que nous venons de citer après lui, suivirent d'ailleurs la même indication. La plupart aussi pratiquaient la ligature de l'artère dès les premiers temps de l'opération. Veitch, pour faciliter l'extraction de l'os, eut l'idée assez ingénieuse de procéder de la façon suivante : il pratiquait d'abord une véritable amputation circulaire sous-trochantérienne, ayant soin de scier l'os deux pouces plus bas afin de pouvoir l'empoigner et le manœuvrer ; et il ne lui restait plus alors qu'à l'extirper, comme un corps étranger. Quant à l'incision qui transformait cette circulaire en une véritable raquette, tous ces chirurgiens la plaçaient sur le côté externe de la cuisse, fendant ainsi de haut en bas, jusqu'à l'os, toute la région trochantérienne, redoutant de remonter plus haut de peur de blesser des vaisseaux et se rendant ainsi l'extraction de l'os longue et difficile.

Nous arrivons enfin à la méthode en raquette proprement dite. On lui a donné souvent le nom de 2e procédé de Dominique Larrey. Il serait plus juste peut-être d'attribuer la priorité à A. Cooper, qui paraît l'avoir mise à exécution dès 1824, alors que Larrey n'en fit mention qu'en 1829. Ces deux chirurgiens commençaient par pratiquer une incision verticale, dont le milieu répondait au ligament de

Poupart, sur le trajet de l'artère fémorale, liaient l'artère et la veine; puis décrivaient, de l'extrémité inférieure de cette incision, une véritable ovalaire, plus descendante en dedans qu'en dehors.

A. Cooper, dans l'exécution de cette coupe ovalaire, taillait en creusant les parties molles, de manière à avoir plus de peau que de muscles. Larrey procédait d'une façon plus sûre et qui a été conservée avec raison dans la pratique contemporaine. L'artère une fois liée ainsi que la veine, et la peau ayant été coupée autour du membre, il taillait de dehors en dedans le segment externe de son lambeau, liant les vaisseaux à mesure qu'il les rencontrait. Il remontait ainsi jusqu'à l'article, ouvrait la capsule, passait en dedans de la tête fémorale, et sortait par son tracé tégumentaire, en taillant les chairs de dedans en dehors.

Roser, Pitha, Kœnig, etc., ont depuis exécuté, avec des modifications peu importantes, ce même procédé. Nous avons vu plus haut que Foullioy s'en était également inspiré.

Telle est l'histoire, un peu longue sans doute, mais à coup sûr intéressante, des diverses méthodes de désarticulation coxo-fémorale. Il nous reste maintenant à rechercher parmi ces méthodes quelle est la meilleure; et pour faire plus facilement cette recherche, nous allons exposer au préalable quelles indications s'imposent à l'opérateur et au chirurgien.

Ces indications peuvent être rangées en trois groupes: les premières visent un danger immédiat, qui est l'hémorrhagie; les secondes visent des dangers médiats, qui sont la suppuration de larges surfaces et l'absorption des matières septiques, les troisièmes s'adressent à un avenir plus lointain, et ont pour but d'assurer la bonne conformation et l'utilité du moignon.

Pour ce qui concerne l'effusion du sang, nous avons vu, dans l'exposé qui a précédé, que ce n'est pas d'aujourd'hui que les opérateurs ont songé à en diminuer l'importance. Dès Puthod en 1739, et pendant toute une longue période d'années, jusqu'après Larrey, jusqu'au temps de Baudens, les chirurgiens, en très-grand nombre, s'accordent à recommander la ligature préalable de l'artère principale. Pendant toute la période chirurgicale qui a précédé la nôtre, cet excellent précepte semble abandonné; mais les chirurgiens contemporains ont su le retrouver, et l'ont remis en honneur. Verneuil, M. Duval, ont surtout attaché leur nom à cette réhabilitation de la ligature préalable ou immédiate des vaisseaux, à mesure que le couteau les rencontre. Ils ont eu en outre le mérite d'étendre cette méthode de l'hémostase préventive, et ont démontré, dans les thèses qu'ils ont inspirées comme dans leurs propres écrits, qu'il était souvent nécessaire et toujours possible de lier de cette façon, non-seulement l'artère et la veine principales, mais aussi les autres vaisseaux tels que la fémorale profonde, l'obturatrice, l'ischiatique, les circonflexes, les branches de la fessière, etc. Le choix de leurs procédés a quelquefois été réglé sur cette indication importante; si l'opération, ainsi pratiquée, est plus lente dans la manœuvre, elle est aussi plus précise et plus sûre. Et d'ailleurs, n'avons-nous pas maintenant le chloroforme, qui permet de ne plus tenir compte de la douleur, et de bannir les méthodes expéditives des anciens chirurgiens? A ce même point de vue de l'hémostase, l'emploi des forcipresseurs a trouvé utilement sa place. Enfin, la bande d'Esmarch, en refoulant vers les parties centrales le sang du membre qui va être supprimé, est un précieux auxiliaire contre cette anémie brutale qui a tué tant d'opérés, par le prétendu choc, à la suite de la désarticulation de la hanche. Quant au choix du procédé le plus favorable à la facile hémostase, nous aurons à l'indiquer tout à l'heure. Cependant nous pouvons dire dès à présent que, si toutes les méthodes permettent les ligatures extemporanées et successives, il est une règle générale qui doit s'imposer à l'opérateur : cette règle consiste à raser les os.

Nous ne saurions trop insister sur ce précepte, car il ne concerne pas seulement la désarticulation de la hanche, mais il doit être généralisé à la pratique de toutes les amputations et de toutes les résections. Les méthodes sous-périostées ont rendu de grands services à ce point de vue même, en dehors de leur autre but : en rasant, en râclant l'os on coupe d'autant moins les vaisseaux ; ou du moins on les coupe régulièrement, méthodiquement, à des temps déterminés, loin des gros troncs, dans leur éparpillement en branches minimes et disséminées. Ce fait a son importance, pour la désarticulation de la hanche, où l'effusion du sang n'est pas seulement dangereuse à cause des gros troncs, toujours faciles à saisir et à lier même à l'avance ; mais aussi à cause de cette multitude de branches secondaires, musculaires, ischiatiques, fessières, circonflexes, obturatrice, qui saignent l'une après l'autre, qui ne saignent pas longtemps chacune sans doute, puisqu'elles sont liées à mesure qu'on les ouvre : mais comme l'a fait observer M. Farabeuf, toutes ces petites hémorrhagies, ajoutées l'une à l'autre, constituent dans leur ensemble une hémorrhagie sérieuse. Plus on rase les os, plus on s'approche des branches terminales de ces vaisseaux ; les troncs les plus volumineux et les branches extrêmes sont seuls ouverts : on lie les premiers, et l'on n'a pas à s'occuper des secondes ; les troncs de moyenne grandeur sont respectés au contraire, d'où plus de sûreté contre l'hémorrhagie, plus de rapidité dans l'opération, et plus tard plus de vitalité pour le moignon.

Quand nous faisions plus haut l'historique des procédés, nous avons montré que depuis longtemps certains opérateurs avaient reconnu l'importance de cette manière de faire. Ravaton, B. Bell, Lacauchie, Esmarch, Roser, Volkmann, etc.,, nous en fournissent des exemples. Ce dernier se sert, même d'une rugine, et procède comme pour une véritable résection sous-périostée.

Qnand le danger de l'hémorrhagie a été conjuré, il en reste un second non moins grave, sinon aussi pressant, c'est celui de la septicémie. C'est elle qui tue les opérés que l'hémorrhagie a épargnés. Or, s'il est une vérité bien démontrée en chirurgie, c'est que la rétention du pus dans les plaies est une des grandes causes de cet accident redoutable. Certes, quand elle aura définitivement supprimé la suppuration, la chirurgie aura fait un grand pas. Peut-être n'est-ce pas là un idéal irréalisable, et les découvertes récentes sont d'heureux gages des progrès futurs. Mais en attendant qu'elle sache supprimer la suppuration, il faut que la chirurgie la dirige.

L'observation récente de M. Tillaux, à la Société de chirurgie, et d'autres faits antérieurs, ont démontré qu'un des principaux écueils de la désarticulation coxo-fémorale est la formation, à l'angle supéro-externe de la plaie, au milieu des tissus où une cavité a été creusée par l'énucléation du grand trochanter, de clapiers où le pus s'accumule, séjourne, et se putréfie. M. Verneuil, pour conjurer ce danger, laisse la plaie largement béante; elle reste ainsi constamment en rapport, dans toutes ses anfractuosités, avec les topiques préservatifs et les pièces du pansement; mais cette méthode ne paraît pas devoir entraîner les convictions. Nous pouvons le dire dès à présent : la plupart des chirurgiens, tout en reconnaissant que la réunion par première intention, est, plus que partout ailleurs, une chimère actuellement irréalisable dans l'amputation de la hanche, n'en sont pas moins d'accord pour tenter, par quelques sutures, une réunion partielle, qui diminue au moins les surfaces saignantes et suppurantes, et impose au moignon sa forme future.

Dans une désarticulation de la hanche, pratiquée il y a trois ans, M. le professeur Guyon résolut, pour remplir toutes les indications sur lesquelles nous avons jusqu'à présent insisté, de transporter à la partie externe du membre, l'incision longitudinale que Larrey, A. Cooper et Verneuil placent sur le trajet de la fémorale, dans le procédé à raquette ovalaire. L'opération eut un plein succès. Le malade, atteint d'une ostéosarcome de la cuisse, mourut, sept mois après, des suites d'une généralisation sarcomateuse, mais il guérit complétement de l'opération. La ligature de l'artère fut pratiquée lorsque le couteau attaqua les tissus transversalement à la face antérieure du membre; la longue queue de la raquette permit l'écoulement facile du pus, le drainage et les lavages journaliers. Le chirurgien avait d'abord tenté l'application du pansement ouaté; il dut y renoncer parce que l'opéré ne pouvait le supporter. Un pansement à l'alcool le remplaça et produisit les meilleurs résultats, sans qu'un accident quelconque fut venu interrompre le travail de cicatrisation. En rappelant ce fait à la Société de chirurgie, M. Guyon insista sur l'utilité de faire commencer très-haut la queue de cette raquette externe. Il faut que les futurs clapiers soient d'avance fendus et mis à jour. Comme l'a justement exprimé le chirurgien de l'hôpital Necker, il faut, dans le choix de sa méthode, que le chirurgien vise à l'avance le pansement.

Quand nous parlions plus haut des moyens propres à éviter les hémorrhagies graves, nous avons déjà posé cette importante indication qui consiste à raser les os. L'application de cette même règle est des plus favorables pour prévenir les accidents septiques. En effet, quelle différence entre une plaie creusée au milieu de tissus mous et saignants et une plaie dont la surface est tapissée de ces membranes résistantes, fibreuses, ligamenteuses, périostiques, qui entourent l'os. L'idéal, dans la désarticulation de la cuisse, serait de pouvoir, par une incision longitudinale, antérieure ou externe, la ligature de la fémorale ayant été pratiquée, énucléer l'os au milieu des parties molles qui l'environnent. On aurait ainsi une plaie régulière, à fond solide, tapissée par une couche de tissus fibreux, qui lui feraient comme un manchon imperméable, comme une doublure intérieure, peu favorable à l'hémorrhagie, à la suppuration et à l'absorption des matières septiques. Nous avons vu quelques chirurgiens essayer de résoudre ce problème en pratiquant d'abord l'amputation sous-trochantérienne, et extirpant ensuite, comme un os qu'on résèque, l'extrémité supérieure du fémur. M. Guyon fit des tentatives pour remplir, avec une méthode plus rationnelle, cette indication importante. Après plusieurs essais sur le cadavre, il avait résolu, l'incision longitudinale externe de sa raquette une fois tracée, les tissus ayant été ainsi fendus jusqu'à l'os, comme pour une résection, de porter le couteau sur la capsule et de désarticuler immédiatement. La tête fémorale et le grand trochanter ayant été ainsi extirpés, pour ainsi dire, le chirurgien n'avait plus qu'à sortir par le chemin le plus convenable en coupant méthodiquement les tissus et liant les vaisseaux à mesure qu'ils se seraient présentés. Dans l'opération qu'il pratiqua, M. Guyon rencontra dans cette manœuvre de sérieuses difficultés; et il reste évident, après ces essais, que cette modification du procédé n'est pas applicable, surtout si l'on veut raser exactement les os. C'est justement de cette même indication que M. Farabeuf s'est préoccupé ; et nous verrons plus loin comment il propose, pour pouvoir la remplir, de modifier le procédé à raquette ovalaire.

Il nous reste à signaler l'indication qui vise un avenir plus lointain. Il s'agit d'obtenir les conditions les plus favorables pour la bonne nutrition et pour l'usage futur du moignon. Ce n'est pas assez dire :

il faut que le chirurgien soit bien persuadé qu'un mauvais lambeau ne guérira pas, surtout à la hanche, et que la confection d'un moignon défectueux est un travail en pure perte. La condition essentielle du lambeau est de recouvrir suffisamment l'ischion : celui-ci doit être protégé par une couche épaisse de parties molles, destinées à permettre la station assise et l'usage d'un appareil prothétique.

Il est enfin deux points relativement secondaires, mais qui, dans certains cas, ont eu leur importance.

M. Gaujot, dans une des dernières séances de la Société de chirurgie, a cité un fait dans lequel, en pratiquant la désarticulation de la cuisse, pour une fracture comminutive, il eût été considérablement gêné dans l'exécution de la transfixion s'il l'eût tentée, par la présence d'esquilles. Cette éventualité devra rester présente à l'esprit des chirurgiens militaires; et c'est une des raisons, avec bien d'autres d'ailleurs, plus sérieuses encore, qui doivent faire rejeter tout procédé où la transfixion intervient.

M. Farabeuf a encore insisté sur la nécessité de faire la résection du nerf sciatique. Dans des cas déjà anciens, la négligence de ce complément de l'opération eut de graves conséquences pour la marche par suite de la formation de névrômes volumineux.

Si nous recherchons maintenant quelle est la valeur relative des différents procédés, nous voyons que sauf les procédés en raquette ou à double lambeau antérieur et postérieur, tous ne remplissent qu'imparfaitement les indications les plus importantes ; les uns, comme le lambeau externe, en recouvrant mal l'ischion ; d'autres, comme le lambeau antérieur, en attaquant d'emblée des territoires vasculaires importants (artères fémorale, fessière et obturatrice), ou en permettant mal l'écoulement du pus, ou en faisant des plaies énormes, anfractueuses, prêtes à l'absorption, et d'un pansement difficile. Au contraire, le procédé de M. Duval, et celui de Larrey ou d'A. Cooper remplissent les principales indications. La première de ces méthodes a été plus d'une fois mise en pratique, dans les hôpitaux de marine, et non sans un certain succès. Elle est basée sur des règles sévères, précises, scientifiques, qui en rendent l'exécution sûre sinon brillante, un peu longue peut-être, mais essentiellement chirurgicale (1).

La méthode dite raquette ovalaire paraît devoir être définitivement adoptée à l'école de Paris. Mise en pratique, réglée dans ses moindres temps, heureusement modifiée dans certains détails, étudiée et expérimentée sur le cadavre, elle a reçu à la Société de chirurgie sa consécration classique.

Ce procédé de la raquette ovalaire présente d'ailleurs deux ou trois sous-variétés. Les uns, avec M. Verneuil, pratiquent la raquette à queue antérieure d'A. Cooper et de Dom. Larrey, plus favorable à la ligature préalable. M. Guyon préféra reporter en dehors, à la région trochantérienne, cette queue de la raquette, dans le but de favoriser surtout l'écoulement des liquides.

Les essais cadavériques de M. Farabeuf l'ont amené à régler et modifier le procédé. Nous allons décrire d'après les notes qu'il a eu l'extrême obligeance de nous confier, et qui nous ont guidé dans tout le cours de ce travail, la manière dont il propose de pratiquer la désarticulation de la hanche.

Le membre ayant été ischémié, par l'application de la bande d'Esmarch, et le sang qu'il contenait ayant été refoulé dans le tronc, le chirurgien, dans

(1) D'ailleurs, dans l'importante brochure de Lüning, récemment parue, nous trouvons que le professeur Rose de Zurich est arrivé peu à peu et, sans paraître se douter de ce qui avait été fait en France, à une pratique qui se rapproche beaucoup de la méthode et du procédé du chirurgien de Brest.

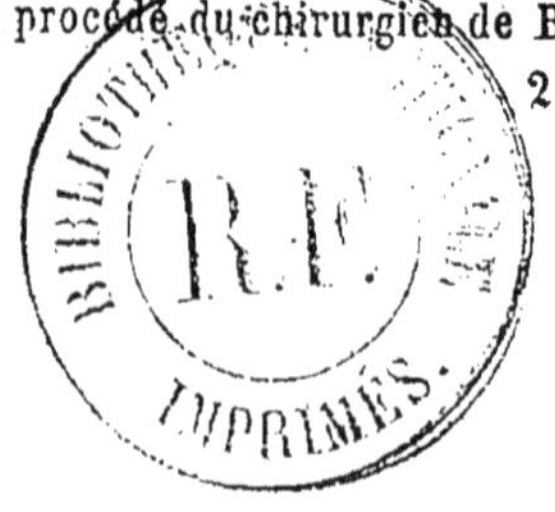

un premier temps, pratique, par une incision commençant à 2 ou 3 cent. au-dessus de l'arcade de Fallope, descendant sur le trajet des vaisseaux, mais s'inclinant ensuite en dehors, vers le grand trochanter, la ligature successive de l'*artère* et de la *veine* fémorales primitives, immédiatement au-dessous de l'arcade. L'incision est inclinée en dehors, pour se rapprocher de la direction du col du fémur, et descend ainsi obliquement jusqu'au-dessous du grand trochanter.

Ce premier temps ayant été exécuté, l'opérateur décrit, autour de la racine du membre une ovalaire ou une circulaire cutanée, venant en dehors se raccorder avec la première incision, et figurer avec elle une raquette, à queue antérieure, légèrement inclinée en dehors. Il dissèque un peu, tôt ou tard, surtout en arrière, la lèvre de cette incision cutanée.

Dans un troisième temps, le chirurgien coupe l'un après l'autre, sur la face antérieure de l'os le couturier et le droit antérieur ischiémiés par la ligature. Il peut ainsi atteindre le tendon du psoas, au niveau de son insertion au petit trochanter; puis portant pour plus de facilité la cuisse dans la rotation externe, il accroche ce tendon, et le *désinsère*. — Il attaque ensuite, et désinsère les muscles trochantériens accessibles.

Dans un quatrième temps, portant le doigt très-haut dans la profondeur de la première incision, c'est-à-dire dans la queue de la raquette, il fend, dans le sens de sa longueur, c'est-à-dire dans l'axe même de cette incision, la capsule articulaire à partir du sourcil cotyloïdien. Puis, accrochant successivement avec le doigt la lèvre interne et la lèvre externe de la capsule fendue, il désinsère celle-ci à son extrémité fémorale, se faisant rendre cette manœuvre facile par une rotation appropriée du membre, opérant en un mot comme on conseille de le faire dans la résection sous-capsulo périostée de l'extrémité supérieure de l'humérus. Après cette désinsertion capsulaire, on achève la section, à leurs attaches mêmes, la désinsertion pour mieux dire des muscles pelvi-trochantériens postérieurs qui tenaient encore.

Ce quatrième temps ainsi accompli, la luxation de la tête du fémur s'opère avec la plus grande facilité. En effet, grâce à la direction favorable donnée à la queue de la raquette, grâce à cette large et complète désinsertion de la capsule, permise par cette incision même, le poids du membre suffit, sous un effort minime, pour déterminer l'issue de la tête. Si la cuisse était brisée, cette luxation ne serait plus si facile, si spontanée pour ainsi dire ; aussi, dans ces cas surtout, l'opérateur doit-il se munir d'un fort davier, avec lequel il puisse saisir solidement le col fémoral, au-dessous de la tête, extraire celle-ci de sa boîte et manœuvrer ensuite l'extrémité articulaire pour en décharner la face postérieure.

Enfin, la désarticulation étant opérée, dans un 5e temps, l'opérateur saisit la tête luxée, la tire et la maintient en avant, passe derrière elle son couteau, et rase soigneusement la face postérieure du fémur *jusqu'au-dessous du petit trochanter*. Il ne ressort qu'à ce niveau, par l'incision cutanée correspondante, ne coupant ainsi la masse charnue qu'au-dessous du domaine des artères obturatrice et ischiatique, dont les troncs et les branches principales se trouvent ainsi respectés. Il est toujours prudent de réséquer le nerf sciatique, dont la présence en excès dans le moignon pourrait donner lieu à de graves accidents.

Telle est la manière dont M. Farabeuf propose d'exécuter la désarticulation de la hanche. On a pu comprendre quel était le résultat des modifications apportées par lui au procédé de la raquette. La direction qu'il donne à l'incision de la ligature permet d'exécuter, non-seulement la ligature préalable, mais aussi, en quelque sorte, la désarticulation préalable. Le chirurgien, grâce à cette incision, peut avec facilité fendre la capsule, la désinsérer méthodiquement dès les premiers temps de l'opération, et passant derrière la tête luxée, raser convenablement les os. Or, c'est là, nous ne saurions trop le répéter, une indication des plus importantes.

Enfin, par une étude complète et minutieuse, au point de vue de cette opération, de l'anatomie vasculaire de la région, M. Farabeuf a pu préciser les indications relatives à la section des parties molles. La raquette externe, comme il l'a fait observer, si l'on rase les os, rend la désarticulation très-pénible ; si l'on taille en pleine chair, elle a pour danger d'ouvrir d'emblée le territoire de la fessière. Par les modifications apportées à la raquette antérieure si commode pour l'énucléation, l'habile opérateur évite autant que possible d'intéresser les troncs importants; et nous avons vu comment il remplit cette indication, au moment où, la désarticulation accomplie, il achève le détachement du membre. Il diminue ainsi notablement le nombre des ligatures nécessaires, et par conséquent, la quantité de sang perdu.

Nous avons fini l'étude de la désarticulation de la hanche au point de vue de la médecine opératoire. Il nous reste maintenant à traiter la seconde partie du sujet, et à l'envisager dans ses rapports avec les différentes méthodes de pansement. Cette fois, c'est l'Académie de médecine qui nous fournira les matériaux de la discussion.

DE LA

RÉUNION DES PLAIES CHIRURGICALES

ET DES

DIVERSES MÉTHODES DE PANSEMENT

A propos de la désarticulation de la hanche, d'après la discussion à l'Académie de médecine.

Dans son important mémoire sur la désarticulation de la hanche (Académie de médecine, séance du 30 octobre 1877), M. le professeur Verneuil, recherchant les causes qui rendent cette opération si grave, démontrait qu'elles sont de deux ordres : les unes prochaines, la perte de sang et l'anémie consécutive, les autres relativement lointaines, l'infection purulente et la septicémie. Pour combattre ces dangers menaçants, il posait, dans les conclusions de son travail, certaines règles opératoires et hygiéniques, destinées les unes à épargner le sang, les autres à prévenir les accidents des plaies. Dans une étude précédente, nous avons eu principalement en vue le premier côté de la question, celui qui est relatif aux procédés et aux méthodes opératoires, nous allons maintenant traiter la seconde moitié du sujet ; et après avoir recherché comment il convient de pratiquer une désarticution de la hanche, nous allons étudier comment, une fois l'opération terminée, le chirurgien doit se conduire pour assurer le succès.

Cette seconde partie du sujet qui a trait à l'hygiène des plaies, a surtout interessé l'Académie de médecine. Amenée sur ce terrain, la discussion s'est bien vite élargie ; et oubliant son point de départ, laissant au second plan la question restreinte d'une désarticulation rare et toujours scabreuse, elle a abordé les questions plus pratiques et plus passionnantes des méthodes de pansement. Faut-il réunir les plaies ? Quelle est la valeur relative et absolue des méthodes antiseptiques ? Tels sont les points actuellement controversés à l'Académie de médecine. Il ne faut donc pas s'étonner si le débat, après plus de cinq mois, dure encore ; il se pourrait même qu'il ne soit pas près de finir : quand on parle d'infection purulente et de pansements antiseptiques, les têtes fermentent dans le monde révolutionnaire des germes, et le messie des générations vibrionniennes, M. Pasteur, nous a déjà promis des révélations.

Parmi ses conclusions M. Verneuil, dans son mémoire, proposait les suivantes, qui ont trait plus particulièrement au côté de la question dont nous commençons maintenant l'étude :

« Pour prévenir la septicémie et ses diverses « formes, aiguë, chronique ou pyohémique, il est « essentiel d'empêcher les fluides altérés de sta- « gner dans une plaie trop favorablement disposée « à les retenir ; et utile, si on le peut, de combattre « même les altérations des fluides susdits.

«..... La réunion immédiate adoptée par la tota- « lité des chirurgiens et qu'ont en vue tous les « inventeurs de procédés, est inapte à remplir les « deux conditions précédentes; elle favorise bien « plutôt l'altération et la rétention des fluides, ne « serait-ce qu'au fond du cotyle; elle doit être « abandonnée.

« ..... L'objection tirée de la lenteur de cicatrisa- « tion d'une aussi vaste plaie a peu de valeur, si « l'on songe qu'avec la réunion immédiate, qui

« se targue surtout de hâter la guérison, celle-
« ci a toujours exigé une moyenne de deux longs
« mois.

« Les trois modes de pansement qui se disputent
« actuellement la suprématie peuvent être certai-
« nement employés après la désarticulation de la
« hanche; cependant comme il est difficile, dans
« cette région, d'appliquer convenablement et
« correctement, aussi bien le bandage ouaté d'A.
« Guérin que le pansement antiseptique de Lister,
« il convient de recourir au pansement ouvert, avec
« topiques antiseptiques, lequel est d'une exécu-
« tion très-aisée, et a déjà fait ses preuves. »

Telles sont les conclusions sur lesquelles la discussion s'est engagée. Nous voulions attendre, avant d'en rendre compte, qu'elle fût complétement terminée. Mais le développement même qu'a pris le débat, et la certitude que les controverses déjà entendues ont suffisamment élucidé certains points de la question, nous ont décidé à ne pas retarder davantage une étude si directement applicable à la chirurgie de tous les jours.

Comme on a pu le voir par la citation qui précède, les conclusions de M. Verneuil contiennent deux préceptes, l'un relatif à la réunion d'une plaie chirurgicale, l'autre relatif au choix du pansement. Les orateurs qui l'ont suivi à la tribune, soit pour le soutenir, soit pour le combattre, ont surtout visé ces deux points de la thérapeutique chirurgicale, qui faisaient réellement le fond du sujet. Pour plus de clarté, nous les examinerons successivement; nous rechercherons d'abord, à propos de la réunion des plaies chirurgicales, quelles raisons ont été fournies à l'actif et au passif de cette méthode; l'étude comparée des pansements actuellement en honneur nous occupera ensuite.

La réunion immédiate des plaies d'amputation, entrée dans la période scientifique, après les travaux de Hunter, eut de la peine à s'introduire en

France. Malgré l'exemple donné par Desault, malgré la pratique des chirurgiens militaires pendant les guerres du 1er empire, elle eut à lutter longtemps contre l'esprit de routine. Même après le retour de J. Roux, qui rapportait d'Angleterre l'expérience d'Alanson et d'A. Cooper, elle rencontrait encore l'opposition de Boyer, dont le livre fut le compendium de la chirurgie du XVIIIe siècle, mais s'inspira trop peu de l'esprit novateur qui révolutionnait alors la science. Néanmoins, la méthode de la réunion immédiate s'imposa en France.

Adoptée par A. Dubois, par Delpech, par Serres de Montpellier, et par la plupart des chirurgiens de l'école de Dupuytren, elle imposa même certaines modifications dans la pratique des opérations. C'est ainsi, par exemple, que ce fut justement dans le but de favoriser cette méthode, qu'on essaya, dès cette époque, de substituer la torsion des artères aux ligatures, ou de modifier la nature des fils, pour permettre leur séjour inoffensif au milieu des tissus réunis. Ce fut sous la même influence qu'on multiplia les procédés de suture, qu'on vulgarisa l'emploi des fils métalliques, et que se développa l'usage des bandelettes agglutinatives.

Certes, il en devait être ainsi. Quels que soient les inconvénients, et nous verrons tout à l'heure qu'ils peuvent être réels, de la réunion immédiate, il est évident, au point de vue théorique, qu'elle a constitué un progrès réel en chirurgie. Rapprocher les bords d'une plaie, et en particulier d'une plaie d'amputation, soustraire de bonne heure les surfaces saignantes au contact de l'air et des impuretés atmosphériques, diminuer l'étendue de la suppuration, imposer au plus vite au moignon sa forme future, et simplifier le travail de cicatrisation secondaire en faisant bénéficier les tissus du travail naturel de l'inflammation adhésive, ce sont là des résultats dont l'importance n'a jamais été contestée. Si donc les chirurgiens n'ont pas été d'accord sur l'opportunité de la méthode, c'est que, dans la pratique, ces bénéfices n'ont pas toujours été réalisés, ou même que certains accidents sont venus compromettre ces tentatives.

Boyer, faisant le procès de la réunion immédiate des plaies d'amputation, reprochait à cette méthode d'échouer le plus souvent, de ne pas avancer le terme de la guérison, d'aggraver les hémorrhagies secondaires en voilant leur apparition, enfin d'exposer à la rétention du pus et aux fusées purulentes. Depuis Boyer, ces reproches sont restés les mêmes, et nous les trouvons en quelque sorte réédités par les adversaires actuels de la suture, de l'occlusion ou du rapprochement des plaies.

Il faut bien reconnaître que cette méthode n'eût pas rencontré en tout temps une telle opposition, si les critiques n'eussent pas été jusqu'à un certain point fondées. Le professeur Bœckel, de Strasbourg, disait avec raison que la réunion primitive est une arme à double tranchant, et qu'il faut s'en défier. M. le professeur Verneuil a signalé à juste titre la rétention du pus dans les plaies comme une des causes les plus redoutables de l'infection purulente et de la septicémie. Sans doute il vaut mieux laisser une plaie largement béante, que de la transformer, par une suture intempestive en un sac sans issue, dont les parois intérieures mal adossées, ne seront capables que d'absorber, après sa putréfaction, le pus qu'elles auront fourni. Mais, comme l'a parfaitement exprimé M. Trélat, « la réunion primitive a ses lois, ses conditions expresses qu'on ne saurait enfreindre, sans courir au-devant du danger. »

Si l'opérateur, après avoir rapproché par quelques points de suture les bords de ses lambeaux, croyait avoir tout fait, et laissait à la nature le soin de terminer la tâche, sans doute il s'exposerait aux plus graves mécomptes.

S'il est des cas où des plaies ainsi réunies guérissent d'emblée, réalisant ainsi une première intention en quelque sorte idéale, il faut bien savoir que de tels faits sont inconstants, sinon exceptionnels. Pour peu que la plaie ait quelque importance, cette cicatrisation immédiate n'est que partielle. Les bords réunis, les surfaces adossées se soudent en partie ; mais le reste ne bénéficie pas toujours du rapprochement artificiel qui doit provoquer l'adhésion primitive. Alors soumises aux lois de la cicatrisation secondaire, ces surfaces seulement juxtaposées, peuvent donner du sang qui s'amasse en caillots et remplit le moignon trop hermétiquement fermé; puis, elles bourgeonnent, elles suppurent, et tous ces liquides, sang et pus, s'il ne trouvent pas une issue facile, désunissent la plaie et compromettent la tentative du chirurgien ; ou, ce qui est plus grave encore, décollent les tissus, se creusent des clapiers, se putréfient et vont infecter l'économie. De tels accidents ont justement épouvanté les opérateurs : mais s'ils ont découragé les uns, ils ont inspiré aux autres des modifications heureuses. C'est ainsi que s'est établi l'usage des sutures profondes, destinées à mieux affronter les surfaces, et à mieux préparer ainsi les chances de la réunion primitive.

Mais, l'invention qui a certainement, jusqu'en ces temps derniers, contribué le plus puissamment, à assurer le succès de la méthode, c'est celle du drainage. Chassaignac, en instituant le drainage, a doté la chirurgie d'une de ses armes défensives les plus puissantes. Nous n'en voulons parler qu'en ce qui concerne notre sujet ; et à ce point de vue, ce n'est pas l'inventeur lui-même qui eut l'idée d'appliquer le drain à la pratique de la réunion primitive des plaies d'amputation, mais c'est à S. Roux et à Arlaud que la chirurgie est redevable de cette méthode si rationnelle, désignée sous le nom de *drainage préventif*. C'est pendant la campagne d'Italie, en 1859, que ces deux chirurgiens le mirent en usage. Cependant, il faut, avec M. le professeur Gosselin, rendre à

M. Azam de Bordeaux cette justice qu'il a surtout contribué à vulgariser cette méthode, et à réglementer sa pratique. Grâce à ce procédé mixte, qui consiste à faire la réunion superficielle et même profonde, mais après avoir eu soin de coucher à l'avance, au fond de la plaie, un drain fenêtré, par lequel les liquides sécrétés puissent être évacués facilement, les dangers de la réunion primitive sont réellement écartés. Il est ainsi possible non-seulement d'assurer l'écoulement du pus, mais de modifier, par des injections détersives ou antiseptiques l'intérieur de la plaie. Comme l'a dit justement M. Gosselin, « le drain favorise la réunion par inflamma- « tion adhésive en avant, et empêche l'inflamma- « tion suppurative de devenir putride en arrière. »

A tous les moyens dont nous avons parlé précédemment et qui ont été mis en œuvre pour prévenir les accidents de la réunion primitive, il en est un dernier que nous ne devons pas oublier, parce qu'il est d'une utilité incontestable : c'est la compression méthodiquement exercée au niveau de la plaie. M. le professeur Le Fort a particulièrement insisté sur les heureux effets de ce procédé, et a démontré combien il pouvait favoriser la réunion primitive. La compression, exercée à la base du moignon, à l'aide de compresses et d'un appareil contentif d'application facile, a en effet pour résultat de chasser en quelque sorte les liquides en excès, de diminuer la sécrétion au niveau des surfaces cruentées, et d'appliquer les tissus plus exactement contre l'os. La suture superficielle, qui ne réunissait que les bords, était certainement insuffisante, et trop dangereuse peut-être pour s'imposer aux chirurgiens prudents; la suture dite profonde avait réalisé un véritable progrès, en complétant l'affrontement des bords par l'affrontement des surfaces ; la compression, telle que la pratique M. Le Fort, agit plus profondément encore ; associée aux moyens précédents, non-seulement elle accole plus exactement les tissus mous, mais elle les applique contre l'os, et réalise ainsi les conditions de la réunion primitive sur toutes les parties de la plaie, et surtout au niveau de l'os, où cette réunion doit être le plus désirable, parce que c'est là surtout la voie des résorptions putrides. Cette pratique s'associe d'ailleurs à l'emploi du drain, qui reste comme un tube de sûreté, par lequel les liquides encore exhalés pourront toujours trouver issue, et par lequel aussi l'intérieur de la plaie reste toujours accessible à l'intervention chirurgicale.

La méthode de la réunion primitive, ainsi dotée de perfectionnements successifs, a donc maintenant ses lois et ses conditions expresses. La torsion des artères, l'emploi du catgut, le drainage préventif, les sutures superficielles et profondes, la compression, constituent autant de moyens accessoires qui favorisent son action et diminuent ses dangers. On comprend qu'ainsi munie elle agrandisse le champ de sa pratique, et s'impose aux chirurgiens les moins téméraires. Nous verrons ultérieurement, à propos des méthodes nouvelles de pansement, combien elle est encore redevable aux innovations récentes. Il est d'ailleurs bien évident qu'elle aura toujours ses contre-indications. Sans doute il ne viendrait à l'esprit d'aucun chirurgien de vouloir réunir par première intention une plaie contuse, où des tissus sont condamnés à une mortification à peu près inévitable : on ne peut réunir que ce qui peut vivre. Lorsqu'il existe de vastes pertes de substance, comme après l'ablation de tumeurs dans certaines régions, il serait également peu logique d'essayer un rapprochement dont la réalisation serait non-seulement difficile, mais souvent même regrettable, parce quelle pourrait déterminer une cicatrisation vicieuse. Mais à côté de ces contre-indications absolues, qui s'imposent à tous les chirurgiens, il est d'autres conditions qui constituent pour quelques-uns des contre-indications relatives,

Dans la discussion soulevée à l'Académie de médecine, il s'agissait de l'application de la réunion primitive à la pratique des grandes amputations, et en particulier de l'amputation de la hanche. C'est à ce point de vue que M. Verneuil s'est posé en adversaire de la méthode, sans nier d'ailleurs que dans d'autres circonstances il ne continue à en chercher les bénéfices. On le voit donc, son opposition n'est que relative : il croit que la tentative de réunion immédiate, dans les grandes amputations, est presque toujours infructueuse, quand elle ne compromet pas la réussite de l'opération et la vie même de l'opéré. D'après lui, une plaie vaste et anfractueuse, comme celle qui résulte d'une désarticulation coxo-fémorale, guérit presque aussi vite, et toujours plus sûrement, quand elle est tenue béante, sous un pansement approprié. Mais, si on relève les faits cités par ses adversaires, il semble qu'il ait tenu un compte trop sévère de sa pratique personnelle ; et nous verrons plus loin, après l'étude des pansements, que la chirurgie préservatrice est assez puissamment armée pour avoir le droit d'oser beaucoup, et faire bénéficier, même les plus vastes plaies, des précieux avantages de la réunion primitive.

Il nous reste en effet à étudier maintenant cette question des pansements que les sociétés savantes, depuis quelques années, ont justement conservée à leur ordre du jour.

Au commencement de l'année dernière, passant en revue le mouvement chirurgical accompli en 1876, nous avons consacré quelques pages à cette étude si intéressante et si féconde en applications journalières. Nous avons alors exposé les principales méthodes de pansement actuellement usitées. Depuis lors, nous avons eu, à plusieurs reprises, l'occasion de revenir en détail sur cet important sujet; car nous étions persuadé que là était le véritable progrès de la chirurgie contemporaine, et que, si d'autres époques scientifiques avaient été illustrées par quelques personnalités éclatantes dont les rayons n'ont pas encore été éclipsés, notre époque aurait du moins cette gloire plus calme et plus féconde d'avoir su fonder ce qu'on appelle la *chirurgie préservatrice.* C'est pour cette raison que la discussion actuelle, à l'Académie de médecine, a pris de si larges proportions, et mérite d'avoir tant d'écho. S'il ne s'était agi que de la désarticulation de la hanche, la matière eût été bien vite épuisée; et quelque intérêt que puisse offrir un sujet de médecine opératoire, son importance, dans le fait même, eût été trop restreinte, pour attirer tant de maîtres à la tribune de l'Académie. Mais il ne s'agit plus de savoir comment on opère : la question est de savoir comment il convient de soigner une plaie : c'est ainsi que les questions de systèmes, de doctrines, de méthodes, sont introduites dans le débat, pour l'agrandir et le généraliser.

Nos lecteurs n'ont sans doute pas oublié cette discussion mémorable soulevée dans la même enceinte, il y a quelques années, au sujet de l'infection purulente et de la septicémie. La discussion actuelle n'est réellement que la suite de ce débat antérieur. Ce sont à peu près les mêmes orateurs qui se succèdent à cette même tribune; mais cette fois, au lieu de rester dans le domaine de la théorie, ils ont abordé la question par le côté de la pratique. Le sujet est toujours le même : c'est toujours de la septicémie et de l'infection purulente qu'il s'agit aujourd'hui; mais au lieu d'en rechercher les causes premières, les chirurgiens, laissant à l'avenir la solution de cet obscur problème, ont pensé avec raison, qu'un intérêt plus pressant devait être le but de leurs préoccupations, qu'il ne fallait pas attendre de connaître à fond ces ennemis redoutables pour les combattre, et qu'il importait avant tout de s'armer pour cette lutte quotidienne. Cette direction nouvelle imprimée à l'effort chirurgical a déjà donné ses fruits. Quelles que soient les théories et les explications, quelle que soit la nature du poison septique et des germes putrides, il est certain que nous possédons aujourd'hui les moyens de prévenir les accidents des plaies. Depuis bientôt dix ans, depuis cette guerre qui semble avoir été pour nous le chaos d'où devait surgir une ère nouvelle, les méthodes prophylactiques dans le pansement des plaies, naissent, se développent, rivalisent, et se perfectionnent sous l'impulsion de cette rivalité féconde.

Cette marche progressive de l'art chirurgical a été admirablement exposée par M. le professeur Gosselin, dans son discours du 5 février. Prenant pour exemple sa pratique personnelle, il a montré par quelles phases avait passé son éducation chirurgicale, au point de vue des méthodes de pansement. On le voit ainsi, au début de sa pratique, en 1846, flotter incertain dans une *période d'indifférence ou de fatalité,* essayant sans conviction les systèmes divers qu'il a vu expérimenter par ses maîtres, regardant l'érysipèle, l'infection purulente et la septicémie comme des complications fatales et mystérieuses, devant lesquelles le chirurgien devait s'avouer impuissant: « C'était, dit-il, la doctrine de « la fatalité, à laquelle se rattachait inévitablement « celle de l'indifférence en matière de pansements. »

Puis, à mesure que l'observation chirurgicale devient plus précise, sous l'influence des statistiques, qui démontrent l'innocuité relative des blessés de la campagne, sur la connaissance de la pratique chirurgicale en Angleterre, apportée en France par M. Le Fort, les esprits réagissent contre cette période de découragement et d'empirisme: c'est alors qu'on discute à l'Académie la question de l'hygiène hospitalière (1861); on démontre la nécessité d'aérer les salles, d'alimenter les opérés, d'adjoindre les soins médicaux à toute intervention chirurgicale... Telle est cette période déjà scientifique, que le savant professeur de la Charité appelle *période de prophylaxie par l'hygiène.* C'est déjà un grand progrès, et des succès jusqu'alors inespérés, en démontrent l'importance.

Mais bientôt une série de revers vient prouver que le but n'a pas été encore atteint. D'effroyables épidémies d'infection purulente vident les salles des hôpitaux : les chirurgiens, un moment découragés, se relèvent bien vite de cette défaillance; ils s'ingénient à trouver le remède, ils comprennent bientôt que si l'agent septique est inconnu et impalpable, ils en connaissent du moins la porte d'entrée; ils s'appliquent à perfectionner l'art des pansements; à l'hygiène des blessés, ils joignent l'hygiène des plaies, et c'est ainsi que de tâtonnements en tâtonnements, ils entrent dans cette troisième et dernière période dont M. Gosselin a bien défini le caractère en l'appelant *période de prophylaxie par l'hygiène et les pansements.* Le souvenir de cette dernière conquête est tout frais encore dans notre esprit, car elle a marqué l'époque à laquelle nous commencions nos études médicales. Il y aura bientôt dix ans de cela, et nous fûmes alors bien vivement impressionné par cette mortalité épouvantable qui faisait douter de la chirurgie hospitalière.

Mais la voie nouvelle était ouverte. Instruits par l'expérience, les chirurgiens apprirent à panser les plaies. Les tentatives succédèrent aux tentatives, les inventions se multiplièrent, des modifications ingénieuses apportèrent chaque jour de nouveaux perfectionnements : irrigation continue, vide pneumatique, méthodes par occlusion, méthodes galvano-caustiques, topiques coagulants, cautérisations des plaies, pansements ouatés, pansements à l'alcool, pansements antiseptiques, et surtout soins minutieux, propreté exquise dans le détail, furent les résultats de ces efforts et les agents efficaces des victoires journalières de la chirurgie contemporaine.

Nous finirons cette étude déjà trop longue par l'examen comparatif des différentes méthodes appliquées au pansement des plaies chirurgicales.

Chacun des procédés de pansement actuellement en honneur, a pour but principal de s'opposer à l'infection purulente. C'est là, aujourd'hui, comme il y a dix ans, la préoccupation commune de tous les novateurs. Nous examinerons d'abord comment chacun d'eux prétend combattre cette complication redoutable; après cet exposé technique de la question, nous rechercherons sur quelles idées doctrinales ces divers procédés reposent. Puis enfin, comparant les résultats, nous essayerons de tirer de cette comparaison les enseignements qu'elle contient. C'est dans l'exposé même qu'ils en ont fait devant l'Académie de médecine, que nous étudierons la manière de faire de chacun des chirurgiens intéressés dans le débat.

Dans sa communication du 30 octobre dernier, M. Verneuil exposait de la façon suivante la pratique qu'il a adoptée : « Aussitôt l'opération terminée « et le sang arrêté, je recouvre la plaie et ses bords « d'une série de petites pièces de grosse mousse- « line à cataplasme juxtaposées, et imbibées « d'eau.... On applique sur cette couche mince et « perméable des plumasseaux de charpie trempés « dans un liquide antiseptique (eau alcoolisée, « phéniquée, camphrée, etc.), et formant une « seconde couche de quelques centimètres d'épais- « seur. Par-dessus s'étale une pièce de ouate assez « épaisse, puis un morceau de tafetas gommé, et « enfin un bandage contentif aussi simple que « possible... Plusieurs fois dans la journée, on sou- « lève toutes ces couches stratifiées, *jusqu'à la « charpie exclusivement*, et on imbibe cette dernière « du fluide désinfectant... On replace ensuite les « couches extérieures. — Dès le lendemain ou sur- « lendemain, au plus tard, on peut, sans irriter « la plaie, qui est protégée par la mousseline, et

« sans causer la moindre douleur, enlever la pre-
« mière charpie et la renouveler seulement tous les
« matins. Le quatrième jour, la mousseline elle-
« même, imprégnée de pus, se détache sans peine
« de la couche granuleuse qui, d'ordinaire, à cette
« époque, est entièrement formée ou à peu près... »

Tel est le pansement que l'éminent professeur recommande pour les plaies du cou, de la face, de la racine des membres en particulier, et d'une façon générale pour toutes les plaies, même celles d'amputation et de désarticulation, qu'il maintient, comme on sait, largement béantes : c'est le *pansement à plat,* dans toute sa rigueur, ne recherchant qu'une cicatrisation secondaire.

La pratique de M. LEGOUEST présente avec la précédente une certaine analogie. Elle en diffère cependant par une moindre perfection dans le détail, et aussi par ce fait que l'éminent professeur du Val-de-Grâce, tout en ne visant que la cicatrisation secondaire, utilise quelques points de suture superficielle, pour mieux assurer la bonne conformation du mopinon.

Dans certaines circonstances que nous aurons à indiquer plus loin, des chirurgiens, même partisans en général de la réunion primitive, croient ne devoir rechercher que la réunion secondaire. M. le professeur Gosselin est de ce nombre; et dans ce cas, il a recours au pansement à l'alcool. Mis en usage par Nélaton, abandonné ensuite par la plupart des chirurgiens, ce pansement a été plus récemment expérimenté de nouveau par M. le professeur Guyon, qui en a donné une description détaillée, dans son traité de chirurgie pratique, et par M. Delens, qui en a fait l'objet d'une communication intéressante à la Société de chirurgie. L'éminent professeur de la Charité a exposé tout au long la théorie et la pratique, les indications et les contre-indications de ce procédé. Nous-même, dans un article publié l'année dernière dans la *Tribune médicale*, avons eu l'occasion d'en tracer les règles principales, d'après l'usage que nous en avions vu faire, dans le service de M. Guyon. Nous ne reviendrons donc pas en ce moment sur ce sujet, quel que soit son intérêt. Mais, puisqu'il s'agissait de méthodes de pansement, nous ne voulions pas laisser passer cette occasion de rappeler les immenses services qu'a rendus le pansement à l'alcool, lorsqu'il était pratiqué avec discernement et opportunité.

Nous n'insistons pas davantage sur toutes les variétés de pansement à plat qui ont été successivement décrites. Nous passons immédiatement à la description des procédés tout différents, qui poursuivent la réunion immédiate. C'est dans cette classe que nous trouvons le plus de variétés et d'innovations récentes. Nous avons eu déjà l'occasion, dans une étude antérieure, de décrire en partie les deux plus illustres d'entre elles : le pansement de Lister et celui d'A. Guérin. Nous n'y revenons aujourd'hui que pour insister plus particulièrement sur certains détails, dont l'importance est extrême, dans l'exécution de ces procédés.

Le pansement de Lister, il faut bien se le rappeler, n'exclut pas l'usage du drain : bien au contraire, le chirurgien d'Edimbourg recommande son emploi, car il empêche la stagnation des liquides, dont l'acide phénique empêche bien la putréfaction, mais dont il ne saurait entraver complétement l'exhalation. On sait en outre que les sutures et les ligatures, dans ce procédé, doivent être pratiquées avec des fils destinés à rester ou plutôt à disparaître dans la plaie : c'est dans ce but qu'on a imaginé les fils en catgut phéniqué.

M. A. Guérin a pris soin avec raison de résumer dans son discours les principes les plus importants relatifs à son pansement ouaté : il est juste en effet de dire que certaines règles essentielles sont souvent négligées, dans son application, et compromettent ainsi la méthode, sans qu'elle en soit pourtant responsable. L'opération terminée, les vaisseaux ayant été liés avec soin, le chirurgien « lave avec « de l'eau tiède, et toujours à grande eau, sans « jamais toucher la plaie avec la compresse dont « il se sert.... Après cette ablution, les aides ayant « lavé leurs mains, on lave non-seulement la plaie, « mais la totalité du membre avec une solution « d'acide phénique au vingtième.... Dès que le chi- « rurgien cesse de répandre le liquide antiseptique « sur la plaie, il applique instantanément une poi- « gnée de ouate qui s'oppose à ce que des corpus- « cules atmosphériques viennent au contact des tis- « sus qu'on veut préserver ; puis tenant lui-même le « moignon, et assujettissant les lambeaux avec le « plus grand soin, il dit à ses aides d'envelopper « de la manière la plus régulière le membre tout « entier. Pour cela, il faut préparer un rouleau de « ouate...., mais n'ouvrir le paquet de ouate qu'au « moment où l'on en a besoin.... Si l'on veut que le « membre soit suffisamment enveloppé pour sup- « porter une très-forte compression, on doit mettre « une quantité de ouate qui triple à peu près le vo- « lume du membre sur lequel on en fait l'applica- « tion. »

Le chirurgien recommande ensuite de serrer peu les premières bandes ; elles ne sont en effet destinées qu'à fixer la ouate, et ce n'est que lorsque ces premières bandes, de soutien, auront régularisé la surface de l'appareil, qu'il faudra serrer progressivement, de manière à exercer une compression régulière et soutenue.... « Ce n'est pas cinq à six bandes de dix mètres qu'il faut employer, mais dix ou douze pour un membre amputé. Il faut compter sur 120 ou 140 mètres de bandes. »

Mais tout n'est pas encore fini : il ne faut pas croire que là se borne la tâche du chirurgien. Dès les premiers jours, la ouate a perdu de son élasticité, et les bandes ne compriment pas aussi bien.

C'est alors que le pus, s'il s'en forme, glisse le long du membre, et vient se décomposer à l'extérieur. Alors apparaît cette rougeur érythémateuse, considérée à tort comme un accident de la méthode ; alors se développe cette odeur infecte qui incommode le blessé et ses voisins. Ce sont là des accidents, mais des accidents d'un pansement mal fait. « Si l'on veut empêcher que l'air non filtré ar- « rive sur la plaie, il faut chaque jour, pendant la « première semaine, examiner le pansement, et « ajouter une ou deux bandes chaque fois que la « compression paraîtra insuffisante. » Dans les premiers temps, M. A. Guérin, ne recherchant que la réunion secondaire, remplissait la plaie de ouate : actuellement, persuadé, par l'expérience, de l'efficacité de son procédé pour la réalisation de la réunion primitive, il applique l'une contre l'autre, sans interposition d'aucunes pièces, les faces cruentées de la plaie, affronte les lèvres, fait la suture des bords, et maintient cet adossement par des plaques épaisses de ouate.

Nous demandons pardon à nos lecteurs d'avoir insisté sur tous ces détails; mais lorsqu'il s'agit de la description d'un pansement minutieux, tout détail a son importance, car l'oubli d'un seul, comme le démontrent les faits exposés par M. Guérin, peut être la cause d'un insuccès.

Nous avons longuement décrit les deux méthodes de pansements les plus opposées, celle de M. Verneuil, et celle de M. A. Guérin. Nous avons voulu montrer ainsi les deux extrêmes, pour en faire ressortir le contraste. Mais entre elles on peut ranger toute une série de procédés intermédiaires, qui constituent dans leur ensemble comme une progression croissante entre les deux systèmes de la réunion secondaire et de la réunion immédiate. La plupart des chirurgiens aujourd'hui croient à la possibilité d'une réunion primitive au moins partielle, et essayent par des moyens plus ou moins radicaux, de s'en assurer les bénéfices. De là les *pansements mixtes*, surtout préconisés par les professeurs Richet et Gosselin, de là les modifications apportées par M. Le Fort dans la méthode antiseptique, de là aussi l'ingénieux système du vide pneumatique appliqué au traitement des plaies par Maisonneuve et J. Guérin. Nous terminerons cet exposé technique par un résumé rapide de ces divers procédés.

Dans deux très-longues communications, du 26 mars et du 23 avril, M. J. Guérin a fait un résumé plein de verve des méthodes adoptées par ses collègues, et, après avoir exercé son droit de critique, a usé de son droit d'inventeur en exposant à nouveau son système de l'*occlusion pneumatique*. Partisan convaincu de la théorie des germes, persuadé que l'air atmosphérique contient les principes de l'infection purulente, il va droit au but, et supprime l'ennemi en supprimant l'air.

Exposant l'origine et la filiation de l'occlusion pneumatique, M. J. Guérin montre comment il fut amené à ce procédé par ses travaux sur la méthode sous-cutanée, dont il a été tout au moins l'un des principaux vulgarisateurs. Les pansements par occlusion de Laugier, avec la baudruche (1843), et de Chassaignac avec le diachylon, vers la même époque, marquèrent les premiers essais dans cette voie. Lui-même, après plusieurs tentatives de ce genre, M. J. Guérin imagina ce procédé d'occlusion plus radicale, qui consiste à lui associer l'aspiration continue, et qu'il a décrite à plusieurs reprises, sous le nom d'occlusion pneumatique (Mémoire de l'Académie de médecine 1866, *Gaz. méd.* 1866, etc.). L'appareil inventé dans ce but consiste : « en un « manchon de caoutchouc, dont l'ouverture d'entrée « est un peu plus petite que la circonférence du « membre à envelopper. En vertu de cette diffé- « rence et de l'élasticité du tissu, l'ouverture du « manchon s'applique hermétiquement, comme une

« embrasse, sur toute la base du moignon, et per« met à l'aspiration de s'exercer d'une manière con« tinue, et de produire tout à la fois la pression du « moignon entier, et l'évacuation par succion des « gaz et liquides excrétés par la plaie.... » L'extré« mité libre de ce manchon est disposée de façon à pouvoir s'adapter avec une pompe aspirante et foulante, à l'aide de laquelle il est possible d'évacuer les liquides sécrétés par la plaie, d'injecter des solutions détersives, et de faire le vide au degré convenable... Avant de placer le membre dans cet appareil, on lave la plaie avec des liquides antiseptiques, on la débarrassse des corps étrangers, on applique à sa surface un pansement phéniqué ou alcoolisé, on pratique même le drainage avec des tubes rigides, en verre par exemple, selon le besoin; les pansements ultérieurs peuvent être faits en dehors ou en dedans du manchon — Le degré du vide, renouvelé à chaque pansement, est réglé sur la nature et la quantité des liquides secrétés, sur la crainte des hémorrhagies, etc. — On peut même au besoin, à l'aide d'un tel appareil, établir à travers les plaies des courants continus de liquide antiseptique ou modificateur, associer en un mot ce procédé à toutes les indications particulières.

En 1874, M. Azam, professeur de clinique chirurgicale à Bordeaux, exposait au Congrès de l'association française, à Lyon, un procédé de pansement, surtout applicable aux plaies d'amputation, et dont il avait obtenu d'excellents résultats. Quelque temps après, il lisait, devant l'Académie de médecine, un mémoire, dans lequel, sur 202 opérés, ainsi traités, par lui ou par ses collègues de Bordeaux, il ne comptait que 12 morts. M. le professeur Gosselin, dans son rapport sur le travail présenté par Azam à l'Académie, démontra les avantages de ce procédé. Il résulte d'une heureuse combinaison des modifications diverses apportées au traitement des plaies. C'est un pansement qu'on pourrait appeler éclectique, quant à son origine, et qu'on désigne souvent, pour exprimer son but et ses moyens, sous le nom de *pansement mixte*. Recherchant les bénéfices de la réunion immédiate, par les sutures superficielles et profondes, il fait la part du feu, en utilisant le drainage. Pratiqué par M. le professeur Richet à peu près tel qu'il a été institué par son inventeur, il a été perfectionné par M. Gosselin, qui lui associe les avantages de la compression et de l'occlusion ouatée. Les sutures étant faites, le drainage établi, le chirurgien renferme la plaie dans un appareil ouaté disposé de telle façon que les bouts du drain, restant à découvert, puissent donner issue aux matières sécrétées, qu'on évacue au besoin par l'aspiration, qu'on modifie, selon la nécessité, par des lavages désinfectants. Au bout de 15 à 20 jours, s'il s'agit d'une amputation, le premier appareil est enlevé : alors le plus souvent, la réunion primitive s'est effectuée dans la plus grande étendue de la plaie ; seul le trajet du drain reste encore ouvert, et tout se réduit à une plaie canaliculée, sorte de fistule un peu large, dont la cicatrisation s'opère rapidement, après une suppuration souvent insignifiante.

C'est également un pansement mixte que celui dont M. le professeur Le Fort fait usage dans sa pratique hospitalière. Nous avons déjà vu plus haut comment il utilise la réunion superficielle et intermédiaire, par les sutures superficielles et profondes, comment il recherche la réunion profonde par une compression méthodique exercée à la base du moignon, et accolant les tissus à la plaie osseuse. Dans ce pansement, le drainage peut aussi trouver son emploi ; quant au reste, le chirurgien fait usage de solutions antiseptiques quelconques, plus ou moins concentrées, avec lesquelles il a préalablement lavé la plaie saignante, de manière à coaguler les liquides à sa surface, et dont il imbibe les pièces à pansement destinées à recouvrir le moignon, et renouvelées tous les jours.

Tels sont les types principaux des pansements actuellement usités : il nous reste maintenant à les apprécier, et à rechercher leur valeur relative, selon les indications et selon les circonstances.

ÉPILOGUE. — CONCLUSIONS.

Bien des classifications ont été faites, à propos de l'étude des pansements : il y a les pansements fréquents et les pansements rares ; les pansements à plat et les pansements avec réunion primitive, les pansements fermés et les pansements ouverts, etc. On a, plus récemment créé le terme de pansements antiseptiques : nous avouons ne pas bien comprendre la portée de ce dernier terme. Tout le monde admettant la septicémie, quelle qu'en soit d'ailleurs la théorie, et tout le monde ayant la prétention de la prévenir et de la combattre, chacun peut appeler antiseptique le pansement qu'il adopte ; ou du moins chacun prétend faire un pansement antiseptique. M. A. Guérin regarde avec raison sa méthode comme antiseptique ; M. Lister n'a pas tort d'attribuer à la sienne une vertu analogue ; les chirurgiens qui pratiquent encoro le pansement à l'alcool ont d'excellents motifs pour déclarer qu'il est antiseptique. Chacun, il est vrai, peut croire que son pansement est plus antiseptique que celui des autres : mais là commence, selon nous, l'exagération. Ce qui est regrettable, dans toutes ces discussions scientifiques, c'est de voir chaque chirurgien systématiser la méthode, et vouloir accaparer pour lui l'agent antiseptique. Ce terme est tant de fois prononcé qu'il finit par perdre de sa valeur : qu'il soit donc bien entendu, une fois pour toutes, que chacun poursuit le même but ; que les moyens seuls diffèrent, et que tout pansement capable de s'opposer aux accidents de l'infection purulente et de la septicémie, mérite d'être appelé antiseptique, qu'il sorte de l'Hôtel-Dieu, ou qu'il vienne d'Edimbourg, ou qu'il nous ait été légué par nos devanciers. Notre conviction profonde est qu'un sage éclectisme ne tardera pas à rallier toutes ces compétitions diverses ; chaque pansement a sa valeur et ses indications : vouloir imposer un système à l'exclusion des autres, c'est aller à l'encontre de toutes les lois scientifiques ; et lorsqu'il s'agit d'indications aussi variées que celles qui doivent déterminer dans le choix d'un pansement, c'est ruiner d'avance le succès d'une méthode, que de vouloir imposer la même manière de faire à tous les cas, dans tous les lieux et dans toutes les circonstances.

Avec cet esprit d'éclectisme, nous nous trouvons à l'aise pour juger les mérites distincts des pansements discutés. En réalité, les pansements peuvent actuellement être divisés en deux classes, au point de vue des discussions pendantes: 1° les pansements nouveaux, spéciaux, tels que ceux d'A. Guérin et de Lister, qu'on a plus particulièrement décorés du titre d'antiseptiques ; 2° les pansements anciens, classiques, comprenant toutes les variétés usitées jusqu'en ces derniers temps, depuis l'irrigation continue jusqu'au pansement mixte, depuis l'occlusion au sparadrap jusqu'au pansement à l'alcool, et qui ont échappé à la routine, parce qu'on a su les rajeunir avec les données de la science contemporaine.

C'est dans ce groupe que nous rangeons les différentes variétés de pansements exposés à l'Académie par MM. Verneuil, Le Fort, Gosselin, Richet, etc. La pratique de ces chirurgiens présente, en effet, ce caractère important de ne pas être systématique, mais de se modifier suivant les besoins et les circonstances, tout en restant fidèle aux règles absolues qui ne doivent jamais être éludées.

Les pansements spéciaux d'A. Guérin et de Lister, ont pour eux l'immense avantage de statistiques merveilleuses et d'une vogue universelle. Scientifiques par leur principe et par leur application, ils ont fourni des succès admirables et incontestés. Véritablement préservateurs, ils ont permis d'aborder avec audace les opérations les plus hasardeuses ; ils ont contribué à agrandir le champ opératoire : ils ont rendu moins sombre le pronostic des traumatismes les plus graves, ils ont assaini nos hôpitaux des grandes villes, et chassé de nos salles le lugubre fantôme de l'infection purulente. Nous ne reviendrons pas sur le nombre et l'étendue de leurs indications ; nous sommes persuadé que dans certaines conditions de temps et de milieu, aucune méthode de pansement ne peut faire, actuellement du moins, ni mieux ni même autant. Qu'il s'agisse d'ouvrir largement une articulation ou une grande séreuse, nous croyons que le pansement ouaté ou le pansement de Lister, selon le cas, donneront des résultats qu'il serait dangereux d'espérer, au moins dans les hôpitaux de nos grandes villes, avec les pansements ordinaires. Dans toutes les circonstances où leur application sera possible, il n'est pas douteux pour nous que leur choix s'impose, parce que, mieux que tout autre, ils réalisent les conditions nécessaires à la réunion primitive. Mais est-ce à dire qu'ils doivent toujours trouver leur place et leur nécessité? Est-ce à dire qu'on ne puisse s'en passer, dans certaines conditions déterminées ? Nous pensons que dans la pratique chirurgicale, il est des cas nombreux qui échappent à l'application de ces pansements spéciaux, soit parce qu'ils ne sont plus nécessaires, soit parce qu'ils ne sont plus appropriés. Et d'abord, pour comparer entre elles ces deux méthodes rivales, il est bien évident que s'il existe des cas où toutes deux sont également applicables, il en est d'autres qui ne peuvent bénéficier que de l'une, à l'exclusion de l'autre. A ce point de vue, le pansement de Lister a certains avantages sur celui d'A. Guérin, car il est applicable à toutes les régions du corps et à toutes les variétés de traumatismes accidentels ou chirurgicaux. Il permet une surveillance plus précise ; il met mieux en garde contre les hémorrhagies secondaires. Plus minutieux peut-être, il est aussi plus simple, et compense la minutie exigeante de ses détails par la facilité de son exécution.

Mais, si dans certaines conditions qu'il serait facile de spécifier, le pansement de Lister est supérieur au pansement ouaté, il en est d'autres, au contraire, où nous n'hésiterions pas à donner la préférence à ce dernier. Lorsqu'il s'agit d'immobiliser des fragments osseux ou une jointure, lorsqu'une compression continue et régulière doit être recherchée, lorsque le renouvellement du pansement, quelle que soit sa simplicité, est douloureux et mal supporté, le pansement d'A. Guérin nous paraît admirablement approprié. Agent de protection, de compression et d'immobilisation, il maintient autour du membre une température constante; antiphlogistique par excellence, il apaise l'irritation des tissus, engourdit les douleurs, permet le repos et le sommeil. Le blessé n'a plus à appréhender ces pansements quotidiens, qui le font souffrir plus encore par la crainte qu'ils lui inspirent et par le spectacle de sa plaie, que par les secousses ou les attouchements qui l'accompagnent. Pouvoir, avec une simple surveillance, supprimer en quelque sorte tout pansement secondaire, cacher aux yeux du blessé la vue du mal, n'est-ce pas là un immense bénéfice, et pour le chirurgien et pour le malade? Tel est l'avantage incontestable des pansements rares et en particulier du pansement ouaté; et à ce dernier, nous croyons pouvoir rattacher le pansement mixte, dont le principe est le même, et qui, aux avantages du précédent, joint peut-être une somme plus grande de sécurité.

Telle est, comparativement, la valeur respective des pansements spéciaux, d'A. Guérin et de Lister.

Mais que de circonstances où ces deux méthodes ne trouvent plus leur emploi ! En dehors des foyers habituels de la septicémie, dans les campagnes, nous sommes persuadé que ces pansements spéciaux, surtout celui de Lister, ne détrôneront jamais les anciennes méthodes : jamais les praticiens des bourgs et des villages ne pourront se plier à à toutes les exigences subtiles de ces pansements minutieux, dont ils ne ressentent pas la nécessité. Ils continueront de panser leurs plaies comme par le passé, tout en modifiant leur manière de faire selon les règles plus précises de la chirurgie contemporaine : à la campagne, un pansement propre sera toujours un excellent pansement, parce qu'il sera toujours suffisant. Et de [quelle inondation d'acide phénique, de quelles nuées de vapeurs phéniquées, de quelles montagnes de coton ne serions-nous pas menacés, si ces méthodes, si utiles dans les villes, je dirai même si réellement indispensables, tendaient à se généraliser sur toute la superficie de nos provinces !

Il est une question bien grave, c'est la question de la chirurgie militaire. Quel beau champ de succès pour ces pansements nouveaux qu'on a appelés antiseptiques ! Il semble qu'ils doivent trouver là leurs principales indications et leur emploi le plus naturel. Cependant, si l'on juge froidement les choses, il faut convenir que la chirurgie d'armée ne bénéficiera que dans une certaine mesure de ces pansements nouveaux. Certes, leurs indications ne manquent pas : mais pour qu'un pansement soit utile, il ne suffit pas qu'il soit indiqué, il faut qu'il soit applicable ; et nous voyons bien des cas où le bénéfice de ces pansements ne pourra être acquis, parce que ces pansements ne seront pas praticables. La chirurgie militaire est forcément expéditive, et ne peut s'encombrer des détails. Un pansement minutieux, sur le champ de bataille ou dans les ambulances voisines, est inapplicable ou est mal appliqué; et l'on sait, de l'aveu même de leurs inventeurs, que les pansements dont nous parlons doivent être exécutés avec le plus grand soin du détail : l'oubli ou la négligence d'un seul de leurs détails suffit pour rendre douteuse leur efficacité ; et pour notre part, nous ne savons pas si nous oserions « emballer » dans un rouleau d'ouate un membre amputé sur le champ de bataille, sans savoir quand cet emballage sera visité et vérifié, quand il sera renouvelé, et comment il sera complété ou rajusté, s'il vient à se détériorer dans les nombreux transports auxquels le blessé est soumis. Ajoutez à cela l'encombrement d'un matériel énorme et dispendieux, la fatigue qui résulte de l'application du pansement ouaté, la difficulté même de son application. Combien d'aides, et que d'aides vigoureux et adroits et expérimentés seraient nécessaires pour suffire seulement pendant une seule journée à la pratique un peu répétée de ce pansement?

Le pansement de Lister est-il plus applicable dans ces cas ? Des raisons, les unes semblables, les autres un peu différentes, nous en font douter. Sans doute ce pansement est d'une pratique en apparence plus simple ; mais n'oublions pas que cette simplicité même impose la minutie la plus absolue, et que le pansement de Lister, s'il n'est pas rigoureusement exécuté, laissera le chirurgien dans une sécurité dangereuse. Le nuage phéniqué, la gaze phéniquée, le taffetas, le protective, etc., tout cela est bel et bon dans une salle d'hôpital bien organisée et bien surveillée, où les opérés, peu nombreux à la fois, sont l'objet d'une sollicitude spéciale, et concentrent chacun à leur tour les soins vigilants d'un personnel bien dressé. Mais dans les ambulances militaires, peut-on être sûr de l'efficacité d'un pansement, quand cette efficacité exige, comme condition nécessaire, l'observation de règles minutieuses et délicates ?

Certes, nous ne faisons pas le procès de ces deux méthodes, dont nous reconnaissons toute la valeur. Nous sommes convaincus que dans les services réguliers des hôpitaux de nos grandes villes, les pansements d'A. Guérin et de Lister trouvent de nombreuses indications et rendent de remarquables services. Mais pour la chirurgie d'armée, nous craignons qu'ils soient, jusqu'à présent du moins, peu praticables, sans nier d'ailleurs qu'on ne puisse, même sur ce terrain, dans des cas déterminés, les employer avec profit.

C'est pour cette raison que nous pensons qu'il n'est pas temps encore de laisser de côté, comme de vieilles armes tous les pansements classiques, tels qu'ils ont été modifiés selon les besoins de notre époque scientifique et selon le génie de chaque chirurgien. En effet, ces pansements, s'ils ne sont pas nouveaux, se sont tout au moins rajeunis, et en quelque sorte transformés, sous l'influence des acquisitions journalières de la chirurgie contemporaine. Variés dans leurs détails, comme dans leurs indications, ils peuvent se prêter à toutes les modifications nécessitées par les conditions de temps et de milieu. Préservateurs, modificateurs, caustiques, astringents, émollients, calmants, excitants, selon les circonstances et les besoins, provisoires ou définitifs, fréquemment renouvelés ou facilement renouvelables, ils ont pour eux cet avantage de ne pas être systématiques. Sans doute ils sont régis par la loi qui doit être inscrite en tête de toute méthode de pansement et qui est la propreté.

Peut-être semblons-nous faire ici le procès des pansements spéciaux. Bien que nous ayons déjà plus haut suffisamment fait leur apologie pour qu'on ne puisse sérieusement nous regarder comme leur détracteur, nous tenons encore à répéter en terminant que c'est non pas à tel ou tel pansement, mais aux systèmes que s'adressent nos critiques. Admirateur des résultats acquis, rendant pleine justice aux principes méthodiques qui ont guidé les chirurgiens contemporains dans l'art de panser les plaies, nous demandons qu'on ne fasse pas table rase, et qu'on ne veuille pas systématiser la science chirurgicale. Quels que soient les succès obtenus avec un procédé, il ne faut pas oublier que tous cependant ont été tour à tour détrônés par un autre procédé qui avait l'avantage de la nouveauté. Le tort en toute science est l'exclusivisme ; plus que toute autre, la science chirurgicale vit de faits et non de théories. Tout est relatif dans les indications et dans les méthodes, et le praticien le plus sage sera toujours celui qui, tenant compte des circonstances, des temps, des lieux et des individus, saura affranchir ses déterminations et ses actes des idées préconçues et du parti-pris.

PARIS. — IMP. V. GOUPY ET JOURDAN, RUE DE RENNES, 71

www.ingramcontent.com/pod-product-compliance
Ingram Content Group UK Ltd.
Pitfield, Milton Keynes, MK11 3LW, UK
UKHW020354250726
13967UKWH00005B/2277

9 782012 9314